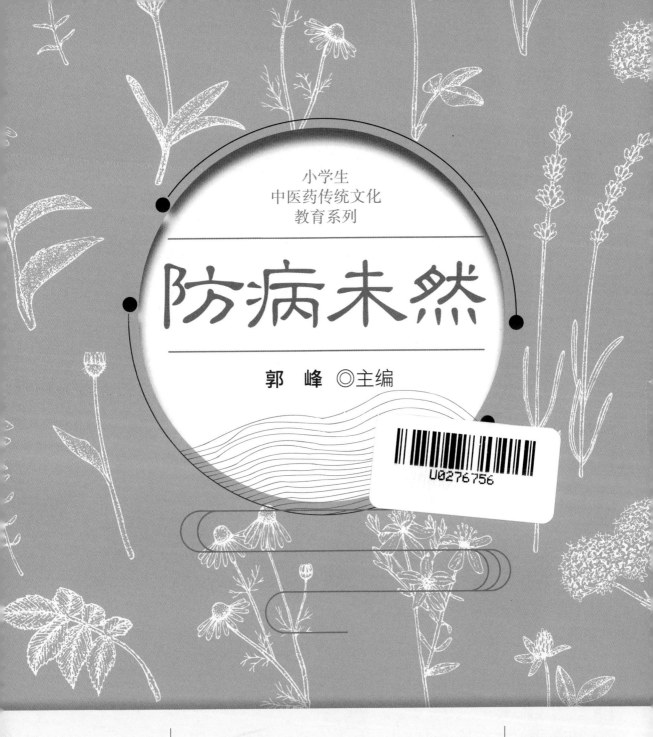

小学生
中医药传统文化
教育系列

防病未然

郭 峰 ◎主编

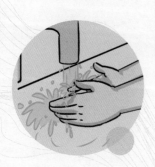

《黄帝内经》曰：黄帝曰，余闻五疫之至，皆相染易，无问大小，病状相似，不施救疗，如何可得不相移易者？岐伯曰，不相染者，正气存内，邪不可干，避其毒气。

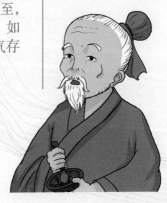

上海科学技术出版社
上海教育出版社

图书在版编目（CIP）数据

防病未然 / 郭峰主编. — 上海 ：上海科学技术出
版社 ：上海教育出版社，2022.9
（小学生中医药传统文化教育系列）
ISBN 978-7-5478-5792-2

Ⅰ．①防… Ⅱ．①郭… Ⅲ．①中医治疗法－少儿读物
Ⅳ．①R242-49

中国版本图书馆CIP数据核字(2022)第142988号

防病未然

郭　峰　主编

上海世纪出版（集团）有限公司
上 海 科 学 技 术 出 版 社
上 海 教 育 出 版 社　　出版、发行
（上海市闵行区号景路 159 弄 A 座 9F–10F）
邮政编码 201101　www.sstp.cn
上海中华商务联合印刷有限公司印刷
开本 787×1092　1/16　印张 3
字数：50 千字
2022 年 9 月第 1 版　2022 年 9 月第 1 次印刷
ISBN 978-7-5478-5792-2/R·2553
定价：28.00 元

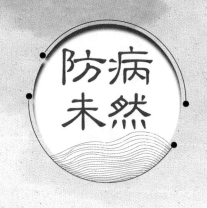

"小学生中医药传统文化教育系列"编委会

主　编　　陈凯先

副主编（以姓氏笔画为序）

　　　　　李　赣　肖　臻　温泽远　缪宏才

编　委（以姓氏笔画为序）

　　　　　王　平　王丽丽　尤　睿　吴志坤　何哲慧

　　　　　沈　珺　娄华英　夏时勇　郭　峰　梁尚华

　　　　　舒　静　蔡忠铭　潘宗娟　薛　蕾

《防病未然》编写组

主　　编　　郭　峰

副主编　　张宇奇

编写人员　　全　瑾　王凯莉　崔唐明　杨庆华

推荐语

    一株小草改变世界，一枚银针联通中西，一缕药香跨越古今……中医药学是我国原创的医学科学。它朴实无华，起源于我们祖先的生活实践，千百年来从我国传统文化丰腴的母体中源源不断地汲取着养料，慢慢积淀了深厚的内涵和功力，佑护着中华民族的繁衍昌盛和健康。

    宝贵的中医药文化需要传承、创新和发展。近年来，中医药文化进校园已成为弘扬和传承中华优秀传统文化、普及中医药文化知识、提升青少年的文化自信与健康素养的重要措施。上海的一些中小学和校外教育机构，通过校本课程和创新实验室等形式，组织了丰富多样的科普活动，帮助学生在了解传统中医药学的知识、感受中医药文化无穷魅力的同时，促进其与现代健康理念、运动健身、合理膳食和心理健康的全面融合，养成文明健康的生活习惯。

    这套"小学生中医药传统文化教育系列"，反映了各具特色的上海中医药教育成果，图文有趣生动，适合小学生口味，值得推广。

倪闽景

2020 年金秋

（倪闽景为上海市教育委员会副主任）

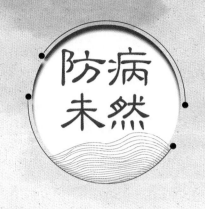

防病未然

"小学生中医药传统文化教育系列"编委会

主　编　　陈凯先

副主编（以姓氏笔画为序）

李　赣　肖　臻　温泽远　缪宏才

编　委（以姓氏笔画为序）

王　平　王丽丽　尤　睿　吴志坤　何哲慧

沈　珺　娄华英　夏时勇　郭　峰　梁尚华

舒　静　蔡忠铭　潘宗娟　薛　蕾

《防病未然》编写组

主　编　　郭　峰

副主编　　张宇奇

编写人员　全　瑾　王凯莉　崔唐明　杨庆华

推荐语

　　一株小草改变世界，一枚银针联通中西，一缕药香跨越古今……中医药学是我国原创的医学科学。它朴实无华，起源于我们祖先的生活实践，千百年来从我国传统文化丰腴的母体中源源不断地汲取着养料，慢慢积淀了深厚的内涵和功力，佑护着中华民族的繁衍昌盛和健康。

　　宝贵的中医药文化需要传承、创新和发展。近年来，中医药文化进校园已成为弘扬和传承中华优秀传统文化、普及中医药文化知识、提升青少年的文化自信与健康素养的重要措施。上海的一些中小学和校外教育机构，通过校本课程和创新实验室等形式，组织了丰富多样的科普活动，帮助学生在了解传统中医药学的知识、感受中医药文化无穷魅力的同时，促进其与现代健康理念、运动健身、合理膳食和心理健康的全面融合，养成文明健康的生活习惯。

　　这套"小学生中医药传统文化教育系列"，反映了各具特色的上海中医药教育成果，图文有趣生动，适合小学生口味，值得推广。

倪闽景

2020 年金秋

（倪闽景为上海市教育委员会副主任）

致小读者

亲爱的同学：

提起中医药，你会想到什么？是年逾古稀的老中医，还是苦涩难咽的汤药丸药？其实，这样的联想失之偏颇。中医药是一种文化，它早已融入我们民族的血脉之中，渗透于日常生活的方方面面。无论是运动起居，抑或是衣食住行，我们都在不知不觉中分享着博大精深的中医药文化的智慧之果。

中医药学是我国原创的医学科学，是我们祖先在长期的生活和生产实践中发掘并不断丰富的宝藏。习近平总书记指出："中医药学包含着中华民族几千年的健康养生理念及其实践经验，是中华文明的一个瑰宝，凝聚着中国人民和中华民族的博大智慧。"一部人类文明发展史，记载了各种医学、药学的诞生与消亡，唯独中华民族创造的中医药学，拥有完整的理论基础与临床体系，历经数千年风雨而不倒，根深叶茂，为中华民族的繁衍昌盛做出了巨大贡献，对世界文明的进步产生了重大影响。当今时代，随着科学技术的迅猛发展，越来越多的医学专家意识到，中医药学的基本理念和方法与未来医学发展方向高度一致，是最有希望成为以我国为主导取得原始创新突破、对世界科技和医学发展产生重大影响的学科领域。中医药学的理论价值和神奇疗效，正不断为国际社会所重视，在许多国家和地区掀起了"中医热"。

在这样的宏观背景下，2019年10月，党中央和国务院再次明确提出：切实把中医药这一祖先留给我们的宝贵财富继承好、发展好、利用好。传承创新发展中医药是新时代中国特色社会主义事业的重要内容，是中华民族伟大复兴的大事。实施中医药文化传播行动，把中医药文化贯穿国民教育始终，使中医药成为群众促进健康的文化自觉。

这套"小学生中医药传统文化教育系列"，就是为小学生了解中医药传统文化，汲取生活中的中医药常识，学会用中医药学的理念关爱自己、关心家人，而专门组织中医药专家和学校老师共同编撰的。每一册的主题都是在一些学校多年开设相关课程的基础上精选而成，聚焦于小学生的视域，伴随着时代的脉动。这套系列将中医学关于人与自然和谐相处的辩证思想、中国历史上的名医名方、中医药对生活和人的身心影响、简单方便易于上手的中医保健和治疗方法等，融入有趣的故事和活动中，让我们的小读者通过阅读和体验，不仅得到科学精神的熏陶，学到中医学思想与方法，更能唤起并不断加深对祖国、对生活、对生命的热爱。

亲爱的朋友，建议你在阅读过程中随时记下自己的点滴收获和体会，并与同伴分享和交流。如果有什么新的发现和好的建议，别忘记及时告诉编写团队的大朋友，让我们为传承和弘扬中医药优秀传统文化而共同努力吧！

你的大朋友 陈凯先

2020 年初夏

（陈凯先为中国科学院院士，上海市科学技术协会原主席，上海中医药大学原校长）

目　录

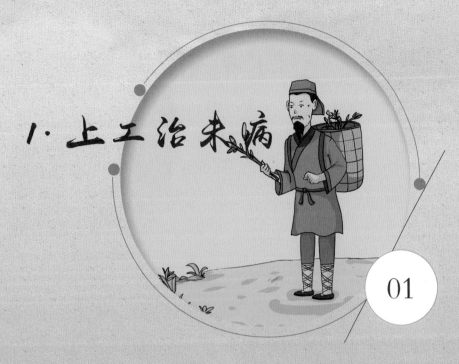
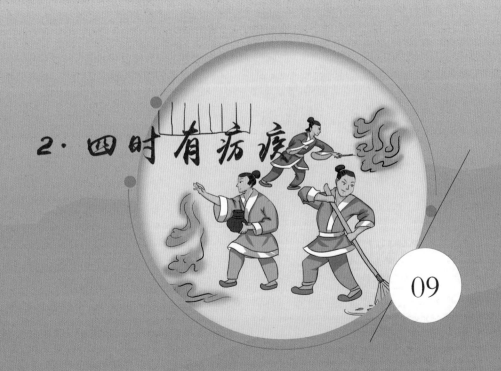

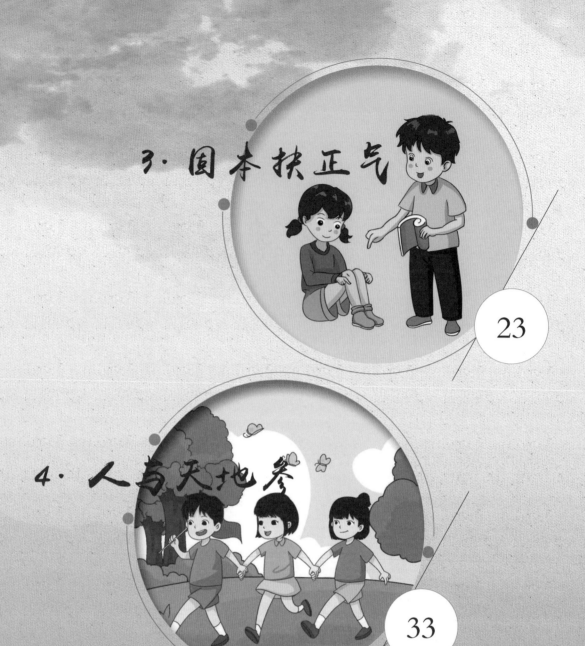

3. 固本挟正气

4. 人与天地参

扫码，更多精彩与你分享

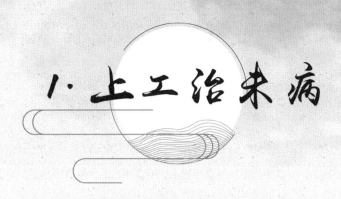

1. 上工治未病

你听说过"治未病"吗？早在《黄帝内经》中就有记载："上工，刺其未生者也；其次，刺其未盛者也；其次，刺其已衰者也……上工治未病，不治已病。此之谓也。"意思是说，高明的医生能够在疾病未生、病邪未盛或病邪自衰时，抓住时机进行预防和治疗。可见，自古以来中医学就把对疾病的预防放在维护健康的首位。

扁鹊三兄弟的传说

有一次，魏文王问名医扁鹊："你们家兄弟三人，都精于医术，谁的医术最高呢？"扁鹊答道："我大哥的医术最高，二哥次之，我最差。"

文王又问："那为什么你最出名呢？"扁鹊回答说："我大哥治病，是治病于病情发作之前。他专门教人如何防病于未然，使很多人免于疾病之苦。由于一般人不知道他事先

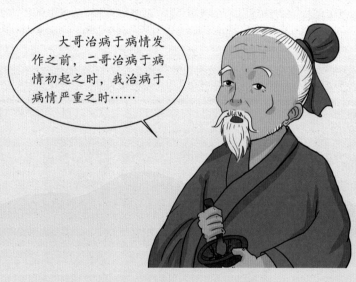

> 大哥治病于病情发作之前，二哥治病于病情初起之时，我治病于病情严重之时……

为什么扁鹊认为能治未病的大哥医术最高明

能祛除病因，所以他的名气无法传出去，只有我们家里的人才知道。我二哥治病，是治病于病情初起之时，防止疾病发展。一般人以为他只能治轻微的小病，所以他只在我们村里才小有名气。而我是治病于病情严重之时，应用针灸、放血、药物内服外敷，甚至动手术，使患者病情缓解或很快治愈。大家以为我的医术最高明，因此名气响遍全国。"

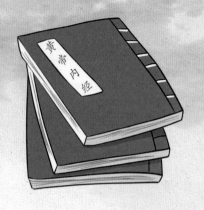

《黄帝内经》是中医学最早的经典著作，集中反映了我国古代的医学成就，奠定了中医学发展的基础。不治已病治未病，是中医学预防疾病的重要指导思想，主要包括未病先防、欲病救萌、既病防变和病后防复等方面，说明古人非常重视维护健康和预防疾病。"治未病"的思想和方法在现代生活、医疗中依然适用。

容易被忽视的"亚健康"

疾病发展是一个渐进的过程，出现症状或检查出阳性结果（确诊得病）就像冰山露出水面一样，其实它已经在海平面以下"潜伏"很久了。我们把介于健康与疾病之间的状态叫做"亚健康"。处于亚健康状态的人没有达到健康的标准，表现为一段时间内的活力降低、功能和适应能力减弱的症状，但还不符合现代医学有关疾病的临床诊断标准。高明而有经验的医生会十分重视对"亚健康"的防治，体现了中医"治未病"思想。

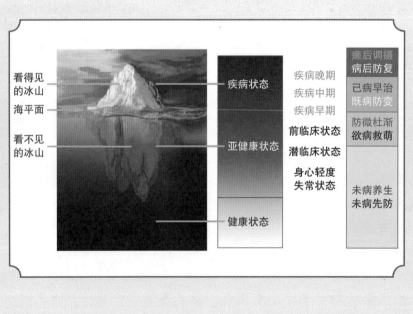

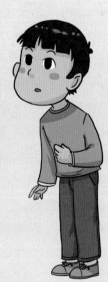

人们是什么时候开始有预防意识的呢？如果往前追溯，远古时期的人们在生活中就已经萌发了朴素的预防意识，如"构木为巢，以避群害"。《尚书》记载了"惟事事，乃其有备，有备无患"。

随着生产劳动和生活实践的积累，人们逐渐认识到改善生存环境、注重个人卫生对维护健康、预防疾病的重要性。西周时期，人们已经认识到气候异常可能导致疾病流行，长居湿地会引发腰疾。医学的进步，首先表现在人们对疾病的认识有了较大的提高，然后逐渐形成了"平素养生，防病于先"的"治未病"思想。

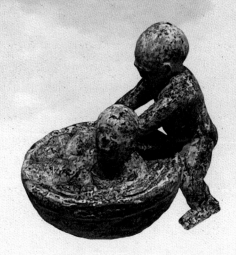

仿唐洗澡陶俑

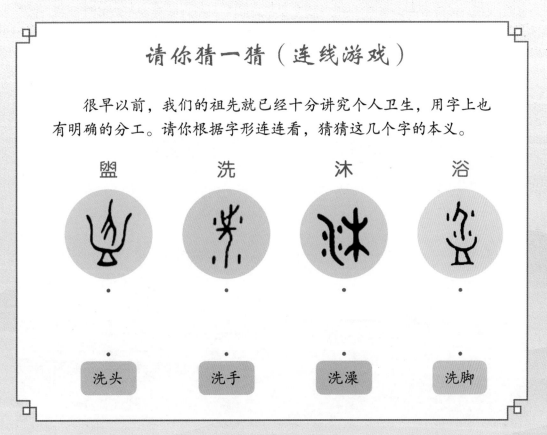

请你猜一猜（连线游戏）

很早以前，我们的祖先就已经十分讲究个人卫生，用字上也有明确的分工。请你根据字形连连看，猜猜这几个字的本义。

盥	洗	沐	浴

洗头　　洗手　　洗澡　　洗脚

（答案在本书中找）

药王孙思邈长寿的秘密

孙思邈是我国唐代著名的医药学家。他一生致力于医学临床研究，广泛搜集民间验方、秘方，总结临床经验及前代医学理论，为中医药学发展做出突出贡献，被后世尊为"药王"。

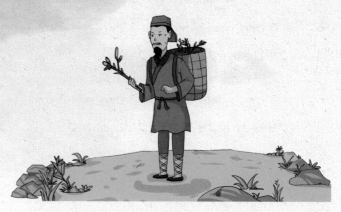

请你说说孙思邈有哪些切实可行的养生主张

他非常重视对疾病的预防，坚持预防为先的观点，认为人若善摄生，当可免于病。他提倡讲究个人卫生，重视运动保健，提出了食疗、药疗、养生、养性、保健相结合的防病治病主张。正由于他通晓养生之术，所以年过百岁而视听不衰。

孙思邈养生十三法

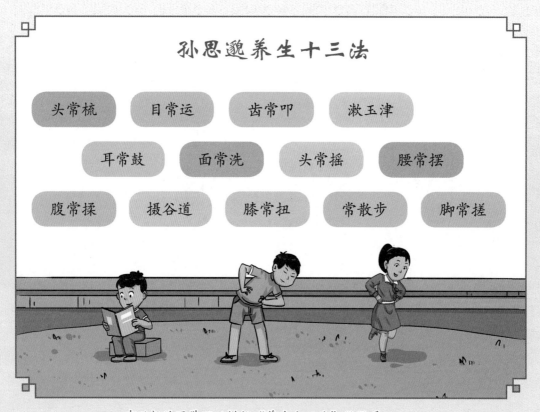

头常梳　目常运　齿常叩　漱玉津

耳常鼓　面常洗　头常摇　腰常摆

腹常揉　摄谷道　膝常扭　常散步　脚常搓

有兴趣的同学可以模仿"养生十三法"做做看

古人很早就认识到有些虫子会传播疾病，给人的健康造成威胁。"别来无恙"是古人常用的问候语，"无恙"即无病。还有一种说法，"恙"指的是一种毒虫。《风俗通》记载："恙，噬人虫也，善入人腹，食人心，人每患苦之，故俗相劳问者云无恙。"我们要重视预防虫媒引发的疾病，时常除虫、清扫，改善居住环境。

古代的灭蚊"神器"

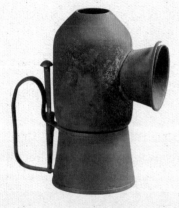

清代灭蚊灯

每当夏日来临，除了炎炎暑热令人难以忍受外，蚊虫的叮咬也给我们的生活增添了不少烦恼。蚊子是一种具有刺吸式口器的纤小飞虫，全球有3000多种。通常雌蚊子以血液作为食物，而雄蚊子则吸食植物的汁液。雌蚊子在吸血的过程中会传播疾病。

你知道有什么灭蚊的好方法吗？在上海中医药博物馆里，保留了一件古人的灭蚊"神器"——灭蚊灯。这件"神器"制造于清代，灯被点燃后，灯内热气上升，形成内外压强差，进而有了从外向内的气流，再加上光的吸引，蚊子会被诱骗到灭蚊灯中烧死。

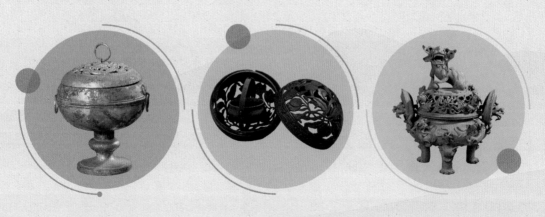

古代熏香器具

中医"治未病"思想经过历代医家的不断探索和实践，已经逐渐形成比较完整的理论，护佑着中华民族的繁衍昌盛和健康。世界卫生组织在《迎接21世纪的挑战》报告中指出："21世纪的医学，不应继续以疾病为主要研究对象，而应以人类健康作为医学研究的主要方向。"因此，我们要继承和发扬中医"治未病"的传统，从小增强健康意识，养成良好的健康、卫生生活习惯。

想一想，你该怎样做

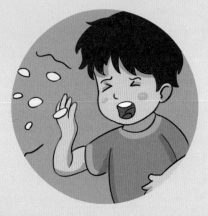

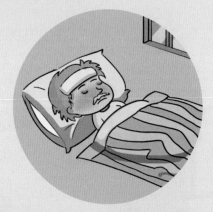

❶ 地铁进站后，上来一个人站在你面前，他不停地咳嗽、打喷嚏。你会怎样做？

❷ 放学回家，房间里的空气不太好，你想开窗，但爷爷因病躺在床上。你会怎样做？

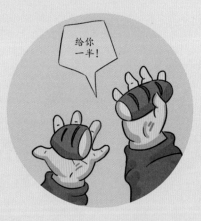

给你一半！

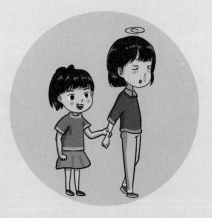

❸ 你和小伙伴刚打完球，他从包里拿出一个面包掰成两半，递给你一半。你会怎样做？

❹ 你怀疑自己感冒了，有点怕冷，头痛鼻塞，可是小妹妹让你陪她玩。你会怎样做？

中医"治未病"思想是古人留给我们的一种健康理念。生活中诸如眼疲劳、肥胖、乏力、睡眠失调、各种疼痛等症状，都是身体亚健康的信号。这个时候就应该意识到"治未病"的重要性，采取各种方法保养身体。

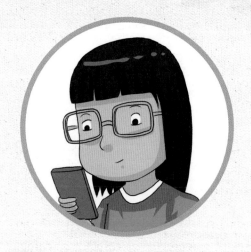

❶ 保护眼睛，从日常做起。

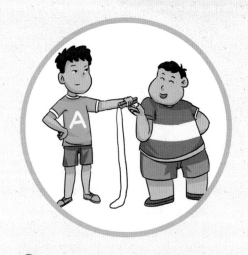

❷ 体育锻炼是健身护体的法宝。

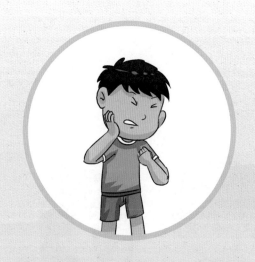

❸ 坚持认真刷牙，保持口腔健康。

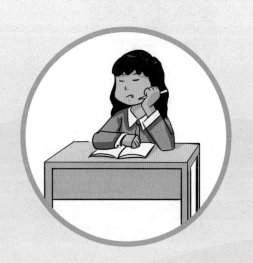

❹ 上课要振奋精神，集中注意力。

第3页"请你猜一猜"的答案是：盥（洗手）、洗（洗脚）、沐（洗头）、浴（洗澡）

"少年强则国强"。保护青少年身心健康，是父母和老师的最大心愿，也是当今社会关注的焦点所在。事实证明，在众多影响健康和寿命的因素中，不良生活方式致病的比例占一半以上。因此，我们从小就要树立健康文明的观念，懂得防病于未然的道理，为一生的健康打下坚实的基础。

全国儿童预防接种宣传日

每年的 4 月 25 日，是我国儿童预防接种宣传日。每到这一天，国家相关部委都会组织社会各界人士围绕主题开展宣传活动，如 2021 年的主题是"接种疫苗，防控疾病，守卫健康，守护一生"，2022 年的主题是"及时接种疫苗，保障生命健康"。

宣传日活动的开展，可以让每位儿童的家长了解并体会到"计划免疫是每个孩子都应享有的权利"，使全国儿童获得高水平的免疫接种成为现实，把保护儿童健康、提高我国人口素质落在实处。

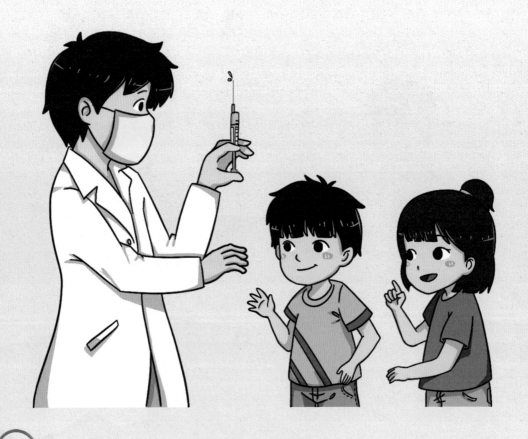

2·四时有疠疾

"四时皆有疠疾"出自《周礼》。"疠疾"后人多指"疫病""瘟疫",即流行性传染病。千百年来,人类与疫病的斗争从未停止过。纵观古今中外的历史记载,每一次疫病的发生都给人类社会造成莫大的影响,如鼠疫、天花、流感、霍乱、疟疾,以及进入21世纪后全球暴发的新型冠状病毒肺炎疫情等。

公元前发生在雅典的悲剧

公元前430–公元前429年,被誉为"西方文明的摇篮"的雅典发生了一场大瘟疫。希腊有位史学家对这场瘟疫是这样描述的:"身强体健的人们突然被剧烈的高热袭击,眼睛发红仿佛要喷射出火焰,喉咙或舌头开始充血并散发出恶臭,伴随呕吐和腹泻而来的是可怕的干渴,这时患者的身体疼痛、发炎并转成溃疡,无法入睡或忍受床榻的触碰。有些病人裸着身体在街上游荡,寻找水喝直到倒地而死……"

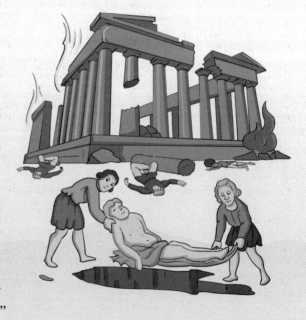

可悲的是,当疫情初现端倪的时候,雅典人出于偏见,认为是斯巴达奸细在蓄水池中投毒所致,并没有及时采取防控疾病的措施。最终整个雅典遭遇巨大灾难,有将近一半的居民不幸死亡。

疫病夺去了我们这个星球上数以十亿计人的生命,摧残了曾经辉煌的古罗马文明、玛雅文明、印加文明。历史上一些国家的毁灭,也与疫病肆虐有很大关系。

中国古籍中的记载

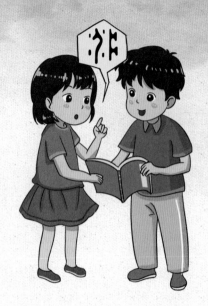

在我国历史文献中，很早就有关于疫病的记载，如儒家经典《周礼》记载："疾医掌养万民之疾病，四时皆有疠疾。"另一部注重博采众家学说之长的重要典籍《吕氏春秋》也有季春时"行夏令，则民多疾疫"的记载。这说明先秦时期的医家对疫病的认识已经达到了一定水平，认为疫病一年四季皆可发生，发生的原因与"时令不正"有关。《黄帝内经》则进一步指出了疫病具有传染性、流行性、临床表现相似、发病与气候有关等特点。

你认识这个古文字吗？它左侧是一个人，旁边的点代表汗，右边是一张床，意思是一个人躺在床上在出汗，说明这个人生病了。请你猜一猜，这个字是＿＿＿。

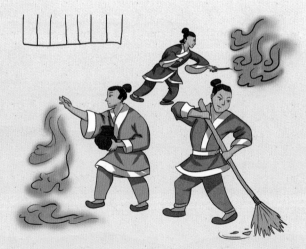

据史书记载，在殷商时期，古人已经认识到疫病具有传染的特性，会采取将病人单室隔离等措施。敦煌石窟中保存着一幅"殷人洒扫火燎防疫图"，描绘了殷商时期人们以火燎、烟熏方法来杀虫和防疫的场景。

从公元前243年到公元1911年，中国发生过有明确记载的较大规模的疫病达到352次。其中，东汉至三国末期的250多年，有史书记载的疫病出现了大约34次，也就是平均每7年多就有一次疫病的暴发。

赤壁之战背后的秘密

建安十三年（208年），在今日的湖北省赤壁市西北区域，曹操率领数十万大军顺江而下，与孙权、刘备的军队展开激烈的战斗。诸葛亮"借东风"运用火攻烧毁曹军大量战船后，一举打败曹操大军。这就是中国历史

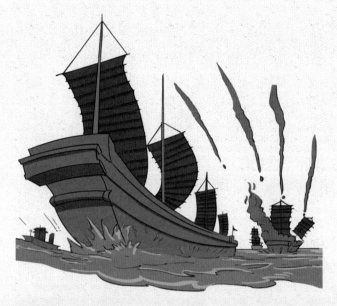

上以少胜多、以弱胜强的著名战役——赤壁之战。不过，在《三国志·魏书》中有这样的记载："公至赤壁，与备战，不利。于是大疫，吏士多死者，乃引军还。"也就是说，根据史书记载，曹军在赤壁之战中的确打了败仗，但并未一蹶不振，真正令曹操撤军的原因是"大疫"。

东汉末年著名医学家张仲景对疫病有如下描述："余宗族素多，向余二百。建安纪年以来，犹未十稔，其死亡者，三分有二，伤寒十居其七。"也就是说，他的家族中200多人在不到10年的时间里，死亡三分之二，其中有70%死于伤寒。

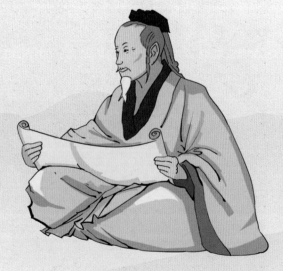

张仲景一生著作甚多，对后世影响最大的是他对伤寒病的研究

中国人民在长期与疫病的斗争中，不断摸索防治之法，形成了有效的防治相结合体系。在我们中华传统民俗文化中，就蕴含着大量的中医药防治疾病的思想和方法。

端午节与疾病预防

端午节是我国传统文化节日之一。在端午节的诸多习俗中，佩戴香囊、挂艾叶与菖蒲、饮雄黄酒和沐兰汤等，都与预防疾病的思想直接相关。

每到端午时节，人们会在身上佩戴一个香囊，里面放入各种香料药物用以祛毒、驱虫、辟邪。香囊的功效取决于囊中包裹的香料药物，常用的香料药物有丁香、薄荷、桂皮、肉豆蔻、肉桂、安息香等。人们还会用菖蒲作"剑"，用艾叶作"虎"，悬挂于门首，用以辟邪。民谚云："五月五日午，天师骑艾虎，手执菖蒲剑，蛇虫归地府。"艾叶与菖蒲都是常用的中药材，两者合用，既能驱虫辟邪，又能净化空气，具有提神醒脑的功效。此外，我国不少地方还有饮雄黄酒和煮草药水沐浴的习俗。

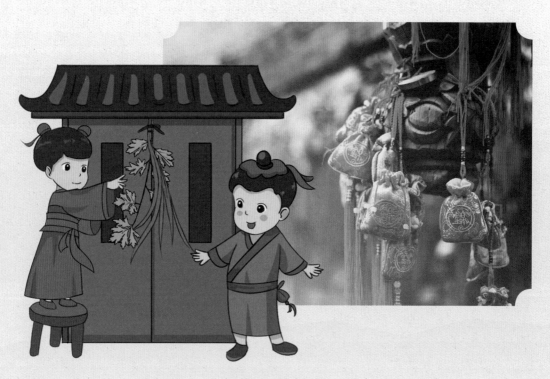

2009年9月，联合国教科文组织将"中国端午节"
列入《人类非物质文化遗产代表作名录》

天花是一种因天花病毒感染引起的烈性传染病，历史上曾给人类造成巨大危害。天花病毒主要经呼吸道黏膜侵入人体，通过飞沫吸入或直接接触而传播。天花患者的身体上往往会留下终身存在的凹陷瘢痕，尤其以面部较明显，导致毁容，俗称"麻面"。

领先一步的"人痘接种术"

防治天花最有效而又最简便的方法是接种牛痘疫苗。事实上，在西方发明接种牛痘疫苗之前，我国的人痘接种术已成为防治天花的有效举措。

我国人痘接种术的运用不晚于 16 世纪，据记载有痘衣法、痘浆法、旱苗法和水苗法四种方法。后来医者又发现了更安全可靠的"熟苗法"，他们精选提炼，进一步减轻了疫苗的毒性。

1. 痘衣法

将天花患儿的内衣让未病者穿上，以冀传染接种，但成功率低。

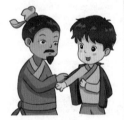

2. 痘浆法

用棉花蘸天花患者痘疮的疮液，塞入未出天花者的鼻腔，冀使其获得免疫力，但传染后症状较重，遂被淘汰。

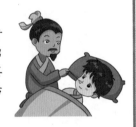

3. 旱苗法

取处于痊愈期天花患者的痘痂，研细后，用银管吹入未患者鼻腔。此法虽有效，但难于掌握，不甚可靠。

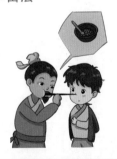

4. 水苗法

把旱苗法所研细的痘痂用水调匀，以棉花蘸后，塞入未患者鼻腔内，红线系之，免被吸入或咽下，六个时辰（12 小时）后取出。此法较为安全、可靠，为种痘之最优者。

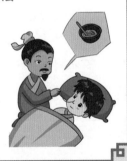

当时，中国人痘接种术引起海外诸国的关注与效仿。18 世纪初期，人痘接种术传入英国，继而传至欧洲大陆和美洲大陆。直到 18 世纪末，英国乡村医师爱德华·詹纳才完成了人体接种牛痘的实验。法国大思想家伏尔泰在其名著《哲学通信》中高度评价了"人痘接种术"："我听说一百年来中国人就有这种习惯，这是被认为全世界最聪明、最讲礼貌的一个民族的伟大先例和榜样。"

2019年底，一场突如其来的新型冠状病毒肺炎疫情，给每个人、每个家庭、每个国家出示了健康警告牌。2020年1月30日，世界卫生组织（WHO）将引起这次不明原因肺炎的病毒暂时命名为2019-nCoV，其中"2019"代表病毒发现的年份，"n"代表novel（新的），"CoV"是冠状病毒coronavirus的缩写。

"惹祸元凶"长啥样

那么，什么是冠状病毒呢？冠状病毒是在动物及人体中发现的一个大型病毒家族，与多种疾病有关。通过电子显微镜观察，我们可以发现冠状病毒的外膜有明显的棒状突起，使其形状像中世纪欧洲帝王的皇冠，因此被叫做冠状病毒。

历史上冠状病毒曾多次导致高传染性疾病的传播。新型冠状病毒是在人体中发现的冠状病毒新毒株，这种病毒十分狡猾，在传播的过程中会不断变异。世界卫生组织与全球各地专家密切协作，不断充实新型冠状病毒的研究成果，跟踪病毒的传播情况和毒性，并建议各国政府积极采取防护措施，防止疫情蔓延。

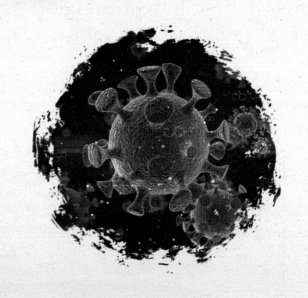

新型冠状病毒主要通过呼吸道飞沫传播和接触传播。被感染者最常见的症状是发热、干咳、乏力，有些可表现为鼻塞、流涕、咽痛、嗅（味）觉减退或丧失、结膜炎、肌痛和腹泻等症状。大多数患者会患上轻度至中度的呼吸道疾病，有些人还会转成重症，甚至死亡，尤其是患有心血管疾病、糖尿病、慢性呼吸道疾病、癌症等基础疾病的人群。

坚持防疫的"三件套"和"五还要"

面对新型冠状病毒肺炎疫情这一重大突发公共卫生事件，中国果断打响疫情防控阻击战。危难关头，14亿人守望相助、无私奉献，构筑起同心战疫的全民防线。根据疫情传播的特点，专家们提出了有效防控传染病的三大措施：控制传染源，切断传播途径，保护容易感染的人群。在大力推广疫苗接种的同时，还形成了坚持"三件套"和"五还要"的防疫经验。

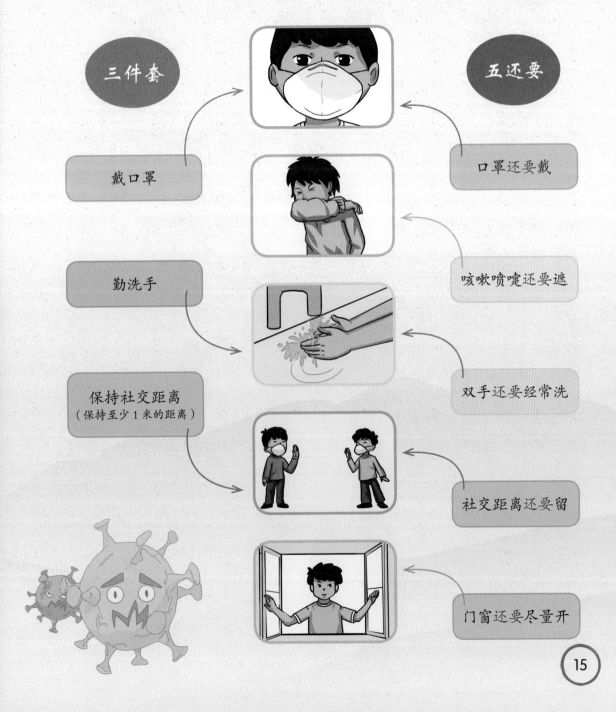

三件套

戴口罩

勤洗手

保持社交距离
（保持至少1米的距离）

五还要

口罩还要戴

咳嗽喷嚏还要遮

双手还要经常洗

社交距离还要留

门窗还要尽量开

在这场与新型冠状病毒肺炎疫情赛跑的生死较量中，中国采用中西医结合治疗的成功经验得到全世界认可。不少国家表示，中国是目前应对疫情最具经验与成果的国家，中国抗疫经验值得借鉴。在以工匠精神著称的德国，有一家药房利用现代化的生物和化工技术，仿照中成药"疏风解毒胶囊"的配方，制作出一种新药，用于治疗新型冠状病毒肺炎患者，获得良好的疗效，引起关注。

"清热、化湿和解毒" 的中医智慧

中医药在治疗传染病方面积累了丰富的经验，如清热、化湿和解毒。这与中药抗病原微生物、抗细菌毒素、降低细菌侵袭力、抗炎作用，以及调节免疫功能、调节肠胃运动和促进消化液分泌等药理作用有关。

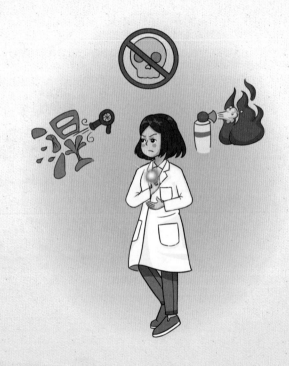

实践证明，这是一套行之有效的科学方法，中医药在我国新型冠状病毒肺炎疫情防治中发挥了特殊的重要作用。临床疗效观察显示：中药总有效率达到了90%以上。中医药能够有效缓解症状，减少轻型、普通型向重型的发展，提高治愈率，降低病死率，促进恢复期人群机体康复。

清肺排毒汤是国家诊疗方案中推荐的通用方剂，临床使用证明，对治疗轻型、普通型、重型新型冠状病毒肺炎患者均有不同程度的疗效。在危重型患者救治中，也可结合患者实际情况合理使用。

来自古方的清肺排毒汤

值得一提的是，清肺排毒汤方剂的拟定人是一位出身中医世家的民间良医葛又文。他针对本次疫情特点，从汉代张仲景《伤寒论》治疗寒湿疫的经典处方中得到启发，将麻杏石甘汤、射干麻黄汤、小柴胡汤、五苓散中的21味药配伍在一起，化裁成新方剂。为了确保方子的安全性，他亲身试药，根据自身感受调整各味药的剂量，以确保万无一失。

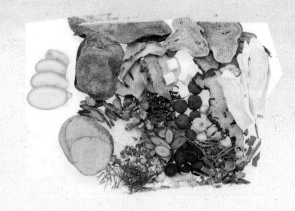

这一事实再一次证明，我们祖先留下的中医药确实是屡经考验、历久弥新的宝贵财富。

献给我心中的抗疫名医

面对新型冠状病毒肺炎疫情，我国中医作为一支重要的医疗力量积极参与到救治当中。他们以中药治疗为主，辅以太极拳、八段锦和其他一些特色治疗技术展开救治，取得显著疗效。

请利用互联网等途径，寻找历史上或者当代的抗疫名中医，说说他的故事和抗疫贡献。

姓名		照片或画像
对抗疫病的主要贡献		
我的体会		

中医学认为，人体疾病的发生与四时气候有关。春季天气无常，夏季炎热，秋季干燥，冬季寒冷，这虽然都属于大自然的变化属性，但是一旦发生气候变化不正常，或者自我防护不周，也会导致身体不适，使人生病。风、寒、暑、湿、燥、火均属自然现象，过之则为"邪淫"，致病有其规律性。

伤风感冒就是一种外感邪淫的表现，我们必须重视，不能掉以轻心。

华佗辨证施治的故事

华佗是东汉名医。他医术全面，精通内、外、妇、儿、针灸各科。在多年的医疗实践中，他善于区分不同病情，辨证施治。一次，官府里的两位府吏倪寻和李延同时患头痛、发热的毛病，一同去请华佗诊治。华佗经过仔细地望闻问切，开出两个不同的处方。两位病人不免疑惑："都是头痛、发热，为啥药方却不同？"华佗解释道："倪寻的病是由于饮食过多引起的，病起内部，应当服泻药，将积滞泻去，病就会好；李延的病是受凉感冒引起的，病起外部，应当吃解表药，风寒之邪随汗而去，头痛也就好了。"果然，两人回家将药熬好服下，很快就痊愈了。

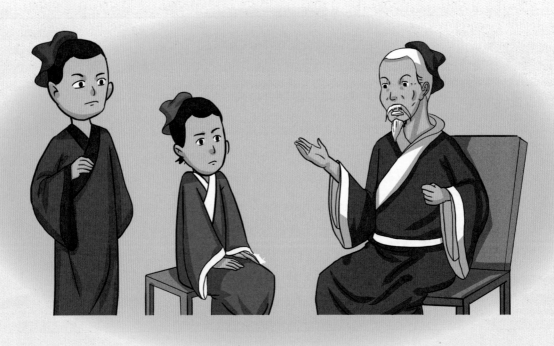

伤风感冒是日常生活中的常见病，很多人选择自己去药店买点药吃。但是在中医看来，引起感冒的病因不同，患者表现出来的症状是不一样的，有风寒证、风热证和暑湿证等，必须对证服药。如果弄错了，就会耽搁病情。

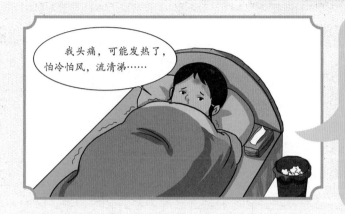

风寒感冒是风寒之邪侵袭人体所致，多发于秋、冬季。症状表现为恶寒重，发热轻，头痛，浑身酸痛，鼻塞，流清涕，咳嗽，吐白痰，苔薄白等。

风热感冒是风热之邪犯表，肺气失和所致，多发于夏、秋季。症状表现为发热重，微恶风，头痛，咽喉红肿疼痛，咳嗽，痰黏且黄，鼻塞，流黄涕，口渴喜饮，舌尖边红，苔薄白微黄。

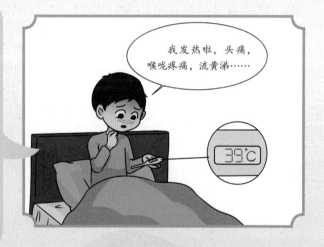

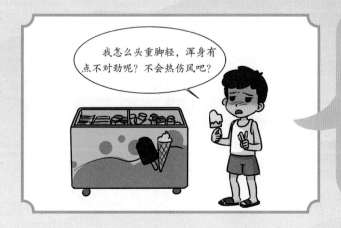

暑湿感冒发生在夏季，俗称"热伤风"。症状表现为鼻塞、发热、流涕等，但一般发热重，恶寒轻，出汗后热度仍然不减。

"不高兴" 也会致病

晓丽是个内向的女孩子，个性要强。最近因为在数学期末考试中做错了一道题，她整天闷闷不乐，连晚上做梦都在说："这道题又不难，为什么我不会做……"弟弟看她不高兴，把自己心爱的玩具递给她玩，她不耐烦地把弟弟推到一旁。小伙伴来找她一起去看电影，她也拒绝了。妈妈发现晓丽不仅情绪低落，而且饭量也在减

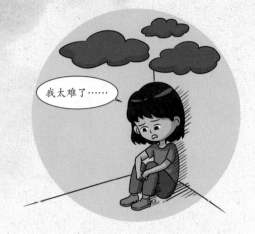

我太难了……

少，问她又什么都不说，就带她去了医院。在医生的帮助下，晓丽慢慢走出"不高兴"的阴影，治好了"心病"。

人都有七情六欲，七情即喜、怒、忧、思、悲、恐、惊，是人精神活动中常见的情绪状态。中医学认为，七情是人类对外界精神刺激的正常反应，是脏腑气血功能正常的表现形式，适当的情绪宣泄和表达对维持正常生理功能是有益的。然而，若情志过用，超过机体的耐受和调节能力，就会致病。晓丽因为思虑过度，所以影响了自己的身体健康。

"以情胜情" 的情志疗法

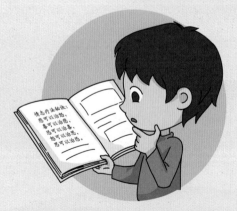

张从正是金代著名的医学家。他认为治疗因七情失调引起的疾病，最好的方法就是"以情胜情"，主张用一种情志去纠正相应的另一种不良情志。

有一次，一位失眠患者上门求医，张从正知道她的病因是心思过重，就故意不去理会那位患者。果然那位患者被激怒了，气得暴跳如雷，但没想到，回去后反而睡了一个好觉。事后，患者才明白，张从正是认为她思虑太过而病，采用了"怒胜思"的情志疗法，果然达到了预期疗效。

《黄帝内经》曰："久视伤血，久卧伤气，久坐伤肉，久立伤骨，久行伤筋。是谓五劳所伤。"可见，劳作或运动过度，轻则可伤及皮肉筋骨，重则内伤脏腑，因此人们要"不妄作劳"。

马拉松长跑比赛的由来

马拉松长跑是非常普及的长跑比赛项目，全程距离为42.195千米，这个长跑距离的确定与公元前490年发生的希波战争有直接关系。在这次战争结束时，雅典人在离雅典不远的马拉松获得了反侵略的胜利。为了让故乡人民尽快知道胜利的喜讯，统帅派一个名叫菲迪皮茨的士兵回去报信，菲迪皮茨接到任务后就马不停蹄地飞跑。当他跑到雅典城里时，刚说完"我们胜利了"，就倒在地上死了。为了纪念这一事件，在1896年举行的第一届现代奥林匹克运动会上，设立了马拉松赛跑这个项目，并把当年菲迪皮茨送信跑的里程定为赛跑的距离。

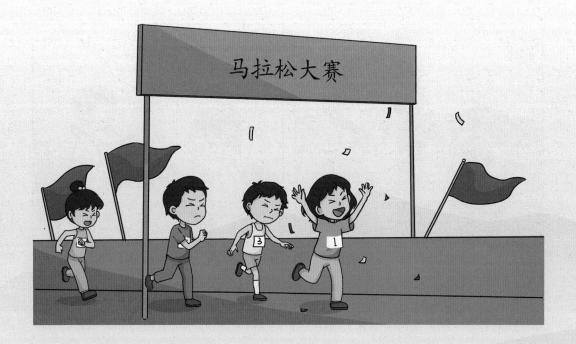

中医学把人的身心健康放在自然—社会—心理情志中进行综合考察，追求一种生理、心理及社会适应能力完满的健康观，这与现代医学的目标和发展趋势是不谋而合的。

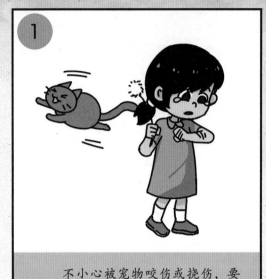

不小心被宠物咬伤或挠伤，要尽快清洗伤口，及时去医院就诊。

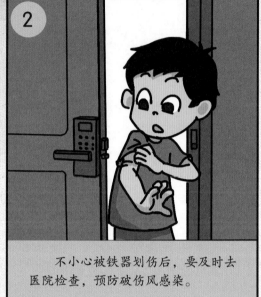

不小心被铁器划伤后，要及时去医院检查，预防破伤风感染。

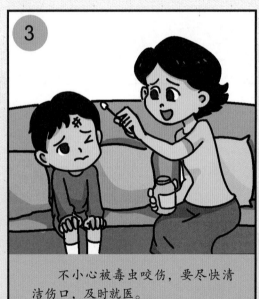

不小心被毒虫咬伤，要尽快清洁伤口，及时就医。

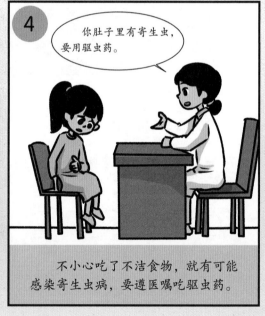

不小心吃了不洁食物，就有可能感染寄生虫病，要遵医嘱吃驱虫药。

　　日常生活中，我们一定要提高自我防护意识，注意安全，避免外伤。同时，养成良好的卫生习惯，保持生活环境的整洁，不吃不干净的食物，不喝生水，坚持合理安排作息时间，管理好自己的情绪。

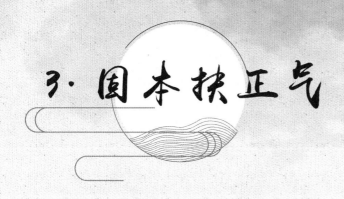

3. 固本扶正气

　　固本扶正气，是中医治病防病的主要原则之一。中医学认为，预防疾病的发生当以保养正气为主，具体措施是：改善不良体质，抵御疾病的发生和发展；保肾精、养脾胃，维护先天之本和后天之本；养护阳气，保持阳气的充沛和正常运行。

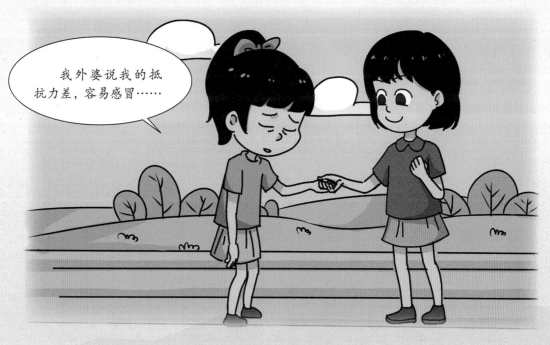

想一想为什么有的同学很容易感冒呢

　　所谓"正气"，简单地说，即人体的抗病能力。中医学很早就对人体的抗病能力进行了阐述。《黄帝内经》曰："邪之所凑，其气必虚。"意思是说，邪气侵犯人体，是因为正气不足导致的。

　　正气是人体抵御邪气侵害的一种综合能力，包括人体对环境的适应能力、抗病能力和自我修复能力。当人体正气强盛时，邪气不易侵入机体，人也就不容易生病。正气一旦不足，邪气就会趁虚而入。

正气是抵御邪气的"金钟罩"

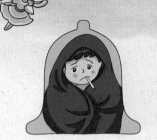
适应能力差

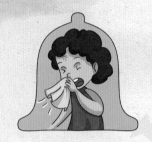
抗病能力差

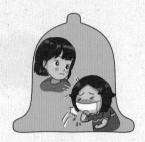
自我修复能力差

我国古代医家很早就认识到，特殊的"邪气"入侵人体是发生传染病的重要原因，甚至会导致疾病的大面积流行。明末著名医家吴有性在其著作《温疫论》中提出："夫瘟疫之为病，非风、非寒、非暑、非湿，乃天地间别有一种异气所感。"

致病力超强的"疠气"

尽管古代受各种条件的限制，没有现代微观的方法和实验手段研究病因，还不能观察到细菌、病毒、真菌等微生物，但是杰出的中医学家在长期与疫病斗争的实践中，对它们有了初步的认识，并创造性地提出"疠气"学说，认为"疠气者，亦杂气中之一，但有甚于他气，故为病颇重，因名之疠气"。

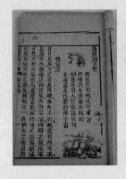
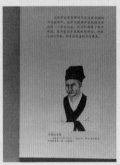
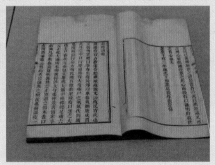

吴有性的《温疫论》是我国医学发展史上第一部瘟疫病学专著，对瘟疫的病因、发病、治疗等提出了独特的理论。其关于传染病发病与流行的原因及临床治疗方法的论述，大约早于西方200余年。

测测我和你，是否"正气"满满

让我们尝试着当一次小中医，给自己和家人问诊一下，看看自己和家人的正气是否足够充沛吧！

问 诊 单

姓名 _____ 日期 _____

症状描述：_____

_____

问诊结论：_____

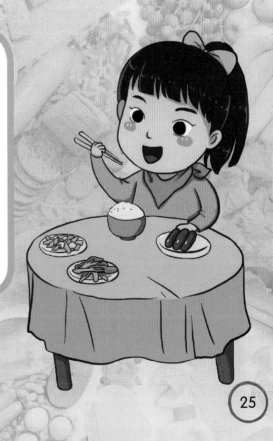

【温馨提示】

正气足的表现：精力充沛，睡眠好，胃口好，记忆力好，抵抗力强，康复快。

正气不足的表现：容易疲劳，睡眠差，食欲不佳，记忆力衰退，容易感冒，不容易康复。

中医学认为，疾病的发生发展是"正气"与"邪气"相争的结果。《黄帝内经》曰："正气存内，邪不可干。"意思是说，人体正气强盛时，邪气不易侵入机体，人就不容易生病。

因此，我们要养成良好的生活习惯，"固本"扶正气。调理精神、情志，注意饮食、起居，加强身体锻炼，按摩保健穴位等，都是保养正气、强身健体的好办法。

欧阳修的养生"五友"

宋代文学家欧阳修，爱好广泛，博学多才，琴棋书画无所不通。由于仕途不得志，他心情郁闷，竟患上了"幽忧之疾"，多方求医，不见好转。为祛除心中的烦恼，他每日静心吟诗、习字、作画，抑或下棋、抚琴，不知不觉病竟痊愈了。为此，他称"诗、琴、书、画、棋"为养生五友，终身为伴。

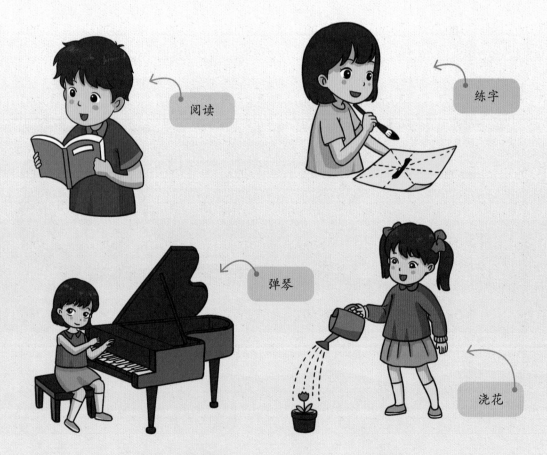

阅读

练字

弹琴

浇花

你在不高兴时，会使用哪些改善心情的妙招呢

按照五行归类，《黄帝内经》把怒、喜、思、忧、恐称为"五志"。这五种情志分属五脏，情志太过会损伤相应的脏器。生活中，我们只有把情志调整在正常范围内，减少过度的情绪波动，才能使气血平和、正气充盛。

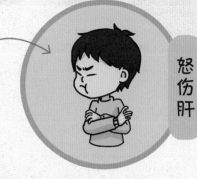

喜欢动怒、发脾气的人，肝火太旺，常会面红耳赤、眼睛充血。

怒伤肝

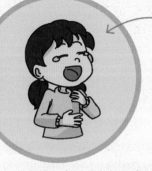

喜伤心

人过度高兴时，常出现心跳加速的情况，甚至诱发心脏疾病。

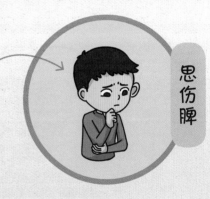

人思虑过多会导致气血不足，引起头晕、心慌、腹胀、没有食欲等症状。

思伤脾

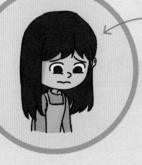

忧伤肺

人在忧愁时，肺气抑郁，耗散气阴，常出现感冒、咳嗽等症状。

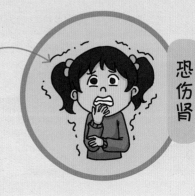

人在过度惊恐时会耗伤肾气，出现大小便失禁等症状。

恐伤肾

古语云："养生之道，莫先于食。"合理的饮食可以使人身体强壮、正气充盈；反之，则可能诱发疾病。唐代名医孙思邈对饮食养生非常重视，认为"食能排邪而安脏腑，悦神爽志以资血气"。

《黄帝内经》提出了食量适中、饮食合宜、适时进食、因地摄食、因人而食的膳食原则，因而我们在日常生活中要保持食物来源的多样性，要多吃奶及奶制品、蔬菜和水果，摄入足够的谷类，鱼、禽、肉、蛋等动物性食物要适量摄入，做到每天的膳食能量丰富、营养均衡、搭配合理。

我国居民平衡膳食宝塔

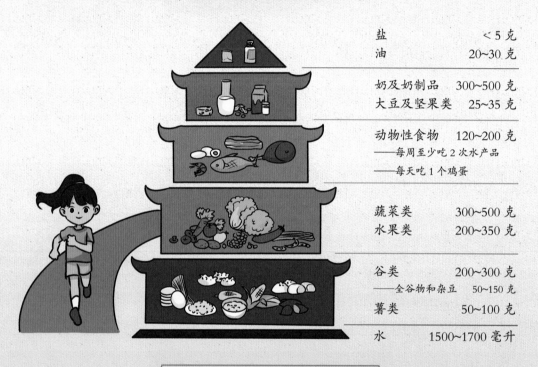

盐	＜5 克
油	20~30 克
奶及奶制品	300~500 克
大豆及坚果类	25~35 克
动物性食物	120~200 克
——每周至少吃 2 次水产品	
——每天吃 1 个鸡蛋	
蔬菜类	300~500 克
水果类	200~350 克
谷类	200~300 克
——全谷物和杂豆	50~150 克
薯类	50~100 克
水	1500~1700 毫升

苏轼的睡眠"三昧"

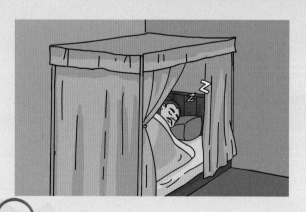

宋代大文学家苏轼的一生可谓坎坷波折，但他并没有一蹶不振，反而乐观豁达，注重养生，直到晚年都精力旺盛，创作不衰。在众多养生方法中，他非常重视睡眠的作用，提出睡眠有"三昧"。

苏轼的睡眠"三昧"归纳起来有四条：一是姿势适宜，使"四肢无一不稳定处"；二是睡前自我按摩涌泉穴 200~300 次；三是调气定心，即放松身体，祛除杂念，达到"四肢百骸，无不和通"；四是不睡懒觉，起床后用手指梳头发 200~300 遍，以提神醒脑，再搓热两手，轻熨面部，以求达到健身美容的效果。

中医学主张，"起居有常，养其神也"。起居有常，是说我们只有顺应自然界的昼夜晨昏和春夏秋冬的变化规律，做出合理有序的安排，才能增强正气、保健防病。"起居"涉及的范围比较广，主要是指作息及着衣要遵循规律、合乎常规。小学生正处于生长发育阶段，早睡早起不熬夜、保证充足的睡眠时间非常重要。

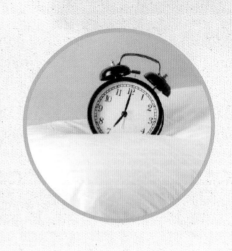

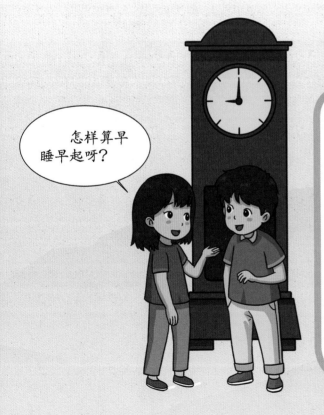

怎样算早睡早起呀？

健康睡眠小贴士

（1）睡眠有规律，晚上 9 点钟上床，尽快入睡。

（2）睡眠时长合适，小学生睡眠时长以 8~9 个小时为宜。

（3）睡眠质量高，睡得踏实，早上起来神清气爽。

说说我们为什么要保证充足的睡眠时间

古人从自然界的"流水不腐"中领悟到运动对身体的重要性，认为经常运动可以促进人体气血流通，增强机体功能和抵御病邪的能力。《吕氏春秋》云："形不动则精不流，精不流则气郁。"我们要根据自己的身体情况，适时、适量、适度地运动，让身体的各项功能都得到锻炼。

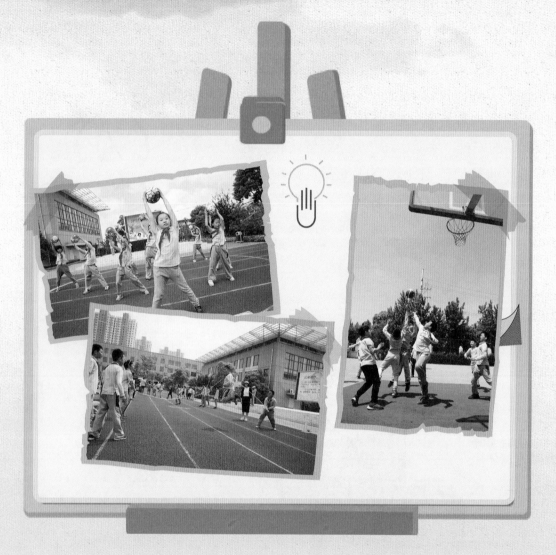

中医健身有调身、调息和调心之说。所谓"调身"，是指通过动作和姿势来加强气血运行，强壮身体；所谓"调息"，是指通过呼吸的调节来加强新陈代谢；所谓"调心"，则是指通过意念的控制来优化身心状态。其中，学会"调息"，对身体吐故纳新有重要的促进作用。

呼吸吐纳训练法

呼吸吐纳法，就是通过呼吸吐故纳新，促进体内的浊气排出，吸入大自然中的清气，是一种简单易行、能够提升肺功能的养生呼吸方法。坚持呼吸吐纳训练，可以逐渐提升自身的免疫力及精气神。我们可以从简易到复杂，逐步强化训练。

要诀：控制呼吸的节奏，加深呼吸幅度。

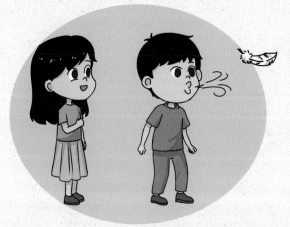

简易：

呼尽肺中气——慢慢吸气——鼓胸腹吸足气后屏住——慢慢呼气。两三次呼吸之后，控制节奏：吸（3秒）——屏气（2秒）——呼（3秒），循环往复训练1分钟（时间也可稍延长）。

练习吹羽毛不落地

复杂：

在简易方法之上，注意呼气时对唇齿形态的控制，分别发出"嘘、呵、呼、呬、吹、嘻"的音，每个字可以重复多遍。吸气时，尽量打开胸廓，鼓起腹部；屏气时，闭口凝神，气守丹田；呼气时，缓慢吐气，平稳发音。

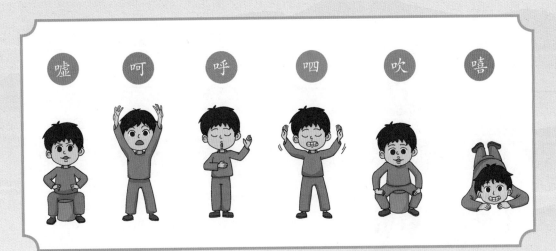

中医学认为，人体的穴位多与体内的五脏六腑有关，经常按摩这些穴位，对固本培元、抵御外邪会有帮助。按摩穴位，随时随地都可以进行，非常方便。

保健按摩，学起来

2014年，国家卫生管理部门发布了《中国公民中医养生保健素养》，倡导健康生活方式与行为，并介绍了常用的养生保健简易方法，其中特别推荐了中医保健五大要穴。有兴趣的话，你可以查阅资料，填写下表。

穴位名称	人体部位	主要功能
膻　中		
三阴交		
足三里		
涌　泉		
关　元		

也可以在自己身上找找风池（头部）、合谷（手部）、中脘（腹部）等穴位，按摩一下，看看是什么感觉，查查有什么保健作用。

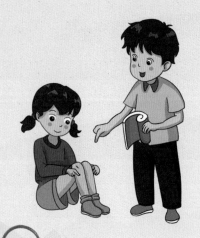

俗话说："常按足三里，胜吃老母鸡。"足三里穴，是历代医家所推崇的保健要穴。它位于小腿外侧，髌骨外下方3寸，胫骨前缘外侧一横指处。中医学认为，脾胃为后天之本，气血生化之源，五脏六腑赖之充养，是生命的根本。所以，经常按摩调补脾胃的重要穴位——足三里，可以补益气血、扶正培元，能起到一定的保健防病、强身健体的作用。

让我们在自己的身上找到足三里穴，一起学着按摩起来吧！

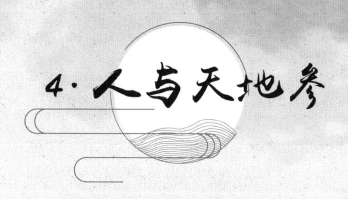

4·人与天地参

《黄帝内经》十分重视人与自然的关系，主张"人与天地相参也"，强调人类不仅能够认识自然，而且能够依据自然规律，能动地适应自然环境的变化，促进健康。同时，也告诫人们如若违背自然规律，将会受到大自然的惩罚，这一思想在现代社会尤其值得重视。

"大天地"与"小天地"

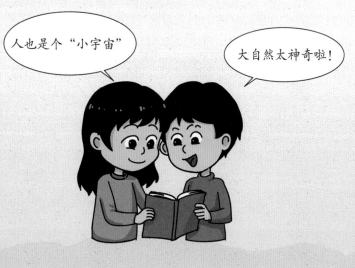

自然是"大天地"，人是"小天地"。自然界是人类生命进化之源，又为生命延续提供必要的条件。人与天地自然有着相同或相似的结构。"天有日月，人有两目。地有九州，人有九窍。天有风雨，人有喜怒。天有雷电，人有音声。天有四时，人有四肢。天有五音，人有五脏。天有六律，人有六腑"。此外，中医学认为人与自然万物之间也具有相同的阴阳消长及五行生克制化规律，自然界的阴阳消长及五行运转势必对人体的生理、病理造成影响。

现代科学认为，生命是由天地之中无生命的小分子物质在一定条件和一定时空内演化而来的。作为在自然界这个大系统中产生、进化而来的子系统——生命体无不打上大自然的烙印，隐藏着很多自然环境的信息。因此，人类只有遵循自然规律，"和于阴阳，调于四时"，才能健体防病。

"人以天地之气生，四时之法成"。自然界四季的交替、昼夜晨昏的变化，都可能对人体的生理和病理产生影响。中医学根据四季气候春温、夏热、秋凉、冬寒的变化，总结出人应该遵循"春生、夏长、秋收、冬藏"的规律。

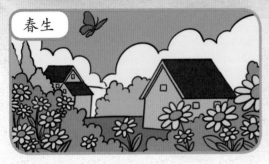

春天是万物萌发的季节，人体新陈代谢逐渐加快。

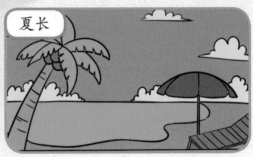

夏天是万物生长的季节，人体新陈代谢比较旺盛。

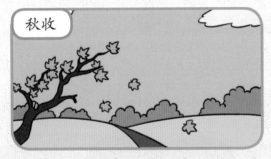

秋天是万物成熟的季节，人体新陈代谢开始减速。

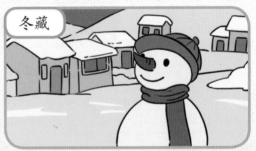

冬天是万物潜藏的季节，人体新陈代谢相对缓慢。

春捂秋冻的道理

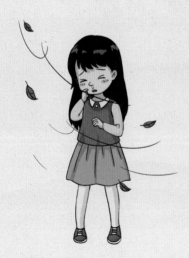

倩萍是个性急的女孩子。春寒料峭的清晨，她推开窗户看见树枝上爆出了嫩芽，便转身飞快地从衣橱里找出心爱的春装穿了起来。妈妈看见了，说："天还没转暖呢，你这样会感冒的！春捂秋冻，冬天的棉衣不急着脱。"倩萍没听妈妈的话，像只报春的小燕子似地跑了出去，结果晚上回来就发热了。她看着妈妈为她忙前忙后的样子，不好意思地说："妈妈，我真后悔没听从您的劝告。"

日常生活中，你是否听到过"春捂秋冻"的说法？请说说其中的道理。

冬病夏治 春夏养阳

夏天到了，爷爷又要到医院去贴"三伏贴"了。小红看着爷爷后背上贴着圆圆的药饼，问道："爷爷，为什么一到夏天您就去医院做贴敷呀？"爷爷笑着说："这是因为夏天贴三伏贴，可以增强体质，预防冬天常发的哮喘、感冒、咳嗽等疾病。每年贴一贴，对身体大有好处呢！"

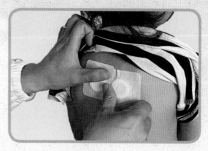

请你说说看，为什么要选在三伏天进行贴敷

三伏贴，是根据中医学"冬病夏治"的理论，选在一年内最热的三伏天里，在人体特定的穴位贴敷事先准备好的膏药，经由中药对穴位产生微面积化学性、热性刺激，达到防病治病目的的一种传统治疗方法。

《黄帝内经》指出："夫四时阴阳者，万物之根本也。所以圣人春夏养阳，秋冬养阴。"也就是说，春、夏季要保养阳气以适应生长的需要，秋、冬季要保养阴气以适应潜藏的需要。这就能够与万物一样，保持生长发育的正常规律。

1258年，时为蒙古大汗的蒙哥率领军队大举进攻南宋。他亲自率军一路南下，威风凛凛。但第二年，他却突然死在了征战的途中。他到底是怎么死的呢？历史上关于蒙哥的死因众说纷纭，后世学者有一种推测，当时时值六月，天气炎热，将士不服水土，军中又流行痢疾，蒙哥染病而死。

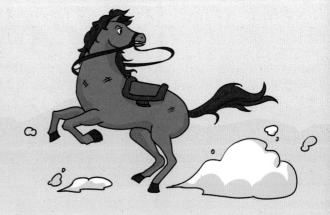

中医学的著作中很早就有关于地理环境与人类疾病关系的记载。"一方水土养一方人"，地理环境不同、生活方式不同，不仅会影响人们的思想观念和文化特征，还会改变他们的体质。如果突然换个地方生活，有的人很可能会因为环境的改变，患上"水土不服"的疾病。

保持居住环境清洁卫生是我国人民良好的传统习惯。《礼记》中有"鸡初鸣，咸盥漱""洒扫室堂及庭"的记载，表明两千多年前，我们的祖先已经养成清晨打扫卫生的习惯。干净整洁的居住环境，既可以让人"内安于心，外安于目"，还可以减少疾病的传播。

古人对不讲卫生的行为零容忍

《左传》中记载了这样一个故事：定公三年，邾国君主庄公远远发现守门人在用水冲洗庭院，便问是怎么回事。守门人答道："夷射姑旋焉。"原来是夷射姑在庭院内随地小便（"旋"指小便）。邾庄公勃然大怒，派人去捉拿夷射姑，想要治他的罪。但是，派去的人回报说没有抓到人。邾庄公气得从床上跳下来，一不小心摔倒在床边的炭盆上，皮肤被烧伤，引发溃烂而死。

邾庄公对不讲卫生的行为如此愤怒，反映出了古人对居住环境卫生的重视和向往。

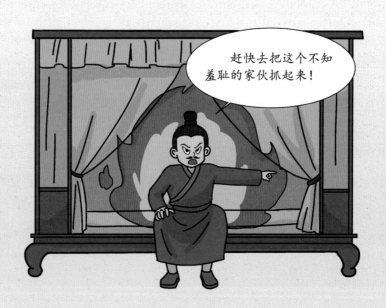

青少年正处于生长发育的阶段，免疫能力不够完善，中医学称其为"稚阴稚阳"。因此，讲究卫生、做好四季保健、预防传染病显得尤为重要，绝不能掉以轻心。

冬、春季节天气较寒冷，气温变化大，人们的呼吸道抵抗力较弱，要特别重视对呼吸道传染病的预防。常见的呼吸道传染病有流行性感冒、麻疹、水痘、腮腺炎、风疹等，传播方式主要通过飞沫或空气传播。

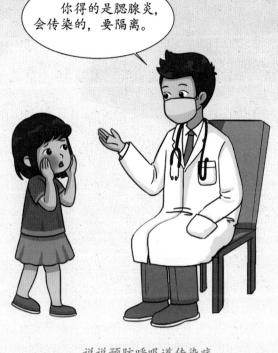

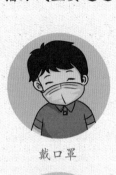

戴口罩

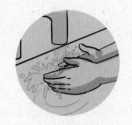

勤洗手

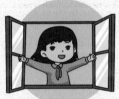

勤通风

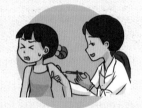

打疫苗

说说预防呼吸道传染病有哪些注意事项

盛夏季节天气炎热，雨水较多，容易滋生细菌、病毒以及各种害虫，要特别重视对肠道传染病和虫媒传染病的预防。常见的肠道传染病有痢疾、肝炎、霍乱等，这些传染病大多是"吃进去"的，由于细菌和病毒污染了水、食物、饮食器具，或食物未经恰当处理而食用等引起的。常见的病媒昆虫有蚊子、苍蝇、蟑螂、臭虫、虱子、跳蚤、蚂蚁等，容易引起乙型脑炎、疟疾、登革热等疾病。

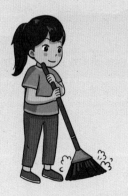

打扫环境卫生

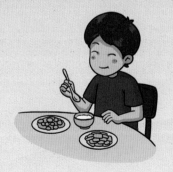

注意饮食卫生

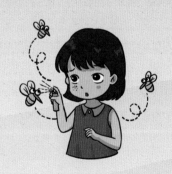

预防蚊虫叮咬

天不言而四时行，地不语而百物生。地球上的生态系统环环相扣，始终处在一个动态平衡的状态。但这种平衡是很容易被改变的，外界和内部因素尤其是人为因素都会对这种平衡产生影响，甚至破坏。

大自然的无声警告

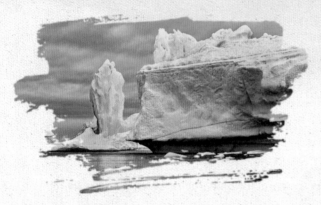

炭疽杆菌能诱发一种人畜共患的急性传染病，若治疗不及时，会有生命危险

由于人类过度使用化石能源（如煤和石油等）以及乱砍滥伐森林等行为，导致了全球气候变暖，给自然界造成严重危害。根据卫星数据显示，自20世纪70年代以来，南极冰川正在以惊人的速度融化。2016年素有"极寒之地"之称的西伯利亚的冻土融化，释放了冷冻了75年的炭疽孢子，导致炭疽疫情"重返"俄罗斯西伯利亚地区。另外，根据科学家的调查研究，地球上的一些物种也正在快速地消失，如北美旅鸽、澳洲袋狼、南非斑驴、南极狼等很多物种已经灭绝，现在我们只能在书本上一睹它们的模样。

危害地球环境的"隐形杀手"

人类正在广泛使用着各式各样的塑料制品。这些人工合成的化合物暴露在自然环境中，经过风吹日晒，逐渐变小，变成了塑料微粒。世界卫生组织的专家指出，这些塑料微粒存在于我们呼吸的空气、饮用的水中，几乎无处不在。它们正在通过水、食物、空气进入我们的体内，给人类健康埋下"定时炸弹"。

说说这些"定时炸弹"会给我们生活带来什么危害。

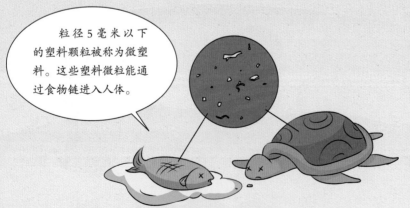

粒径5毫米以下的塑料颗粒被称为微塑料。这些塑料微粒能通过食物链进入人体。

生态系统的失衡会危害人体的健康，给人类带来灾难。流行病学研究证明，人类 70%~90% 的疾病与环境有关。因此，人类想健康长寿，就必须与大自然友好相处。

习近平总书记在党的十九大报告中指出："人与自然是生命共同体，人类必须尊重自然、顺应自然、保护自然。"

从小做起　从我做起

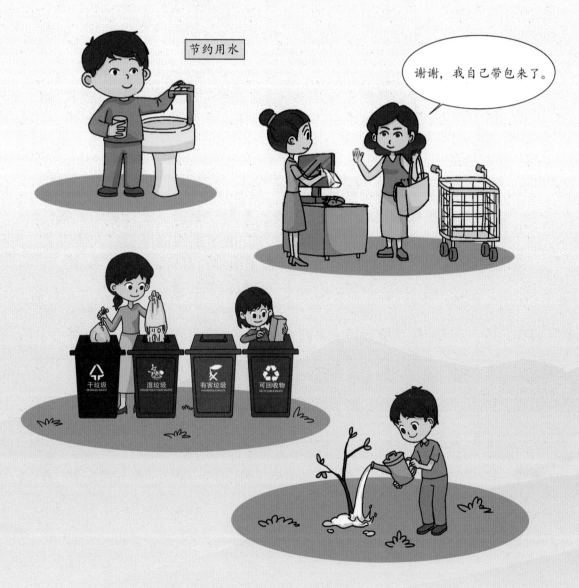

你还知道哪些保护自然的方法

后 记

2020年3月，在我国取得抗击新冠肺炎疫情阶段性成果的形势鼓舞下，上海教育出版社、上海科学技术出版社、上海中医药大学中医药博物馆、上海中医药大学附属龙华医院联合启动了"小学生中医药传统文化教育系列"的编撰工程。

承担系列丛书文字编写任务的团队都是近年来已经开设中医药课程或开展相关科技活动的学校教师，他们的加入为系列丛书融入了鲜活的上海基础教育的先进理念和成功经验。来自上海中医药大学中医药博物馆和上海中医药大学附属龙华医院等单位的中医药专家，分别从不同的专业角度对系列丛书的科学性进行严格把关。两家出版社的编辑团队，则承担了精心策划、编辑、设计和印制等任务。在各方共同的努力下，这套系列得以与广大读者见面。本书还得到2019年度上海市教育科研项目（课题编号：C19039）支持，在此一并致以诚挚的谢意。

《防病未然》文字稿由上海中医药大学中医药博物馆编写团队完成，上海教育出版社王凯莉承担了部分编写工作，上海中医药大学基础医学院胡静等专家给予了专业指导和支持，插画由上海呼啦啦教育科技有限公司插画师绘制，书中的照片由上海中医药大学中医药博物馆等单位提供。

"小学生中医药传统文化教育系列"编委会

2022年7月